I0479643

if found please return to

____

www.ingramcontent.com/pod-product-compliance
Lightning Source LLC
Chambersburg PA
CBHW030719220526
45463CB00005B/2114
* 9 7 8 1 6 5 2 3 6 4 1 0 8 *